QUELQUES CONSIDÉRATIONS

SUR LES

DÉVIATIONS MENSTRUELLES

PAR

LE Dr JULES ROUVIER

Aide de physiologie à l'École de Médecine de Marseille,
ex-interne des hôpitaux,
Membre de la Société de Médecine de Marseille.

PARIS
F. SAVY, LIBRAIRE-ÉDITEUR
77, boulevard Saint-Germain.

1879

QUELQUES CONSIDÉRATIONS

SUR LES

DÉVIATIONS MENSTRUELLES

PAR

LE Dr JULES ROUVIER

Aide de physiologie à l'École de Médecine de Marseille,
ex-interne des hôpitaux,
Membre de la Société de Médecine de Marseille.

PARIS
F. SAVY, LIBRAIRE-ÉDITEUR
77, boulevard Saint-Germain.

1879

QUELQUES CONSIDÉRATIONS

SUR LES

DÉVIATIONS MENSTRUELLES

Les déviations menstruelles ou ménoxénies (1) ne sont pas un sujet d'études nouveau en médecine. Les anciens, en effet, ont connu le lien étroit qui rattache certaines hémorrhagies à la menstruation. Ils savaient que le flux cataménial peut être suppléé ou remplacé par une hémorrhagie dans un organe quelconque. Dans l'aphorisme suivant Hippocrate nous en fournit la preuve « *mulieri sanguinem evomenti, menstruis erumpentibus solutio* » (2). Il considérait la suppression des règles comme une source de maladies, « *mensibus non procedentibus corpora fœminarum morbosa fiunt* » (3), et, au contraire, l'apparition de l'hémorrhagie supplémentaire comme heureuse dans ce cas « *menstruis déficientibus, sanguis ex naribus fluens, bonum* » (4).

Les successeurs du père de la médecine furent élevés dans cette doctrine. Ainsi Arétée appelle « hémorrhagie par raréfaction, les crachements de sang, qui surviennent en remplacement des règles supprimées » (5) et d'après Celse : « *mulier sanguinem vomens, profusis menstruis liberatur* » (6). Arétée a d'ailleurs parfaitement décrit les déviations menstruelles, lors-

(1) Jamin — Thèse de Strasbourg 1809. De la Ménoxénie.
(2) Hippocrate — édit. Littré, t. IX s. 25.
(3) Hippocrate — Liber de Genitura.
(4) Hippocrate — Aphorisme, 33, sect. 5.
(5) Aretée — De signis acutis morborum.
(6) Celse — De medecina, lib. 11, ch. VIII.

qu'il dit en parlant de certaines hémoptysies: «*repentinus sanguinis exitus, ex ore plerumque fœminis, quibus menstrua non respondent, evenire solet idque singulis mensibus evenit, iisdemque menstruæ purgationis circuitibus apparet: necnon iisdem statis cessationis diebus supprimitur, ac nisi mulieri laboranti succuratur, per multos circuitus sanguinis emissio reverteretur*» (1).

Inutile de rappeler les sentiments d'Aristote, de Galien etc. sur le même sujet. Ce que nous venons de dire suffit pour démontrer que les anciens avaient une certaine connaissance des déviations menstruelles.

On en trouve cependant peu d'observations dans leurs écrits et dans ceux des auteurs médicaux jusqu'à la fin du XVe siècle. Il n'en est plus de même pendant les XVIe et XVIIe siècles. On sait, en effet, combien les œuvres des médecins de cette époque sont riches en observations de toutes sortes. Nous ne sommes donc pas étonnés d'y trouver consigné un certain nombre de déviations menstruelles. Ainsi Amatus Lusitanus (2), Marcel Donat (3), Corneille Stalpaart Van der Wiel (4), Ambroise Paré (5), nous rapportent des déviations par les seins ou la muqueuse nasale; Baudouin Ronssœus (6), par les alvéoles dentaires; Rembert Dodonay (7), Luiz Mercado (8), Salomon Alberti (9), par les yeux; Zacutus Lusitanus (10), Antonio

(1) Arétée — Lib. 2, cap. 2.

(2) Amatus Lusitanus — Curationum Médicinalium cent. 16 Lugdun, 1550 p. 487.

(3) Marcellus Donatus — De Medica historia, Mirabili — Mantoue 1586. lib. 1. cap. 2.

(4) Van der Wiel — Observ. rar. med. anat. chirurg. t. II., c. 1.

(5) Amb. Paré — Œuvres complètes, édit Malg., liv. XVII, ch. LXII, p. 766.

(6) Bald. Ronssœus — Lib. de hominis primord. et histericis affect. — Lovanii, 1559.

(7) Dodonœus — Observationum medecinalium, cap. 15.

(8) Ludovicus Mercatus — De Communibus mulierum affectionibus — Venetiis, 1587, lib. I., cap. 7.

(9) Salom. Albertus — Orationes quatuor, 1° de Studio, etc. Wittebergiœ, 1590 — in orat. de Sudore cruento.

(10) Zacutus Lusitanus — Praxis historiarum, Lugduni 1644, lib. IV., obs. CII. p. 67,

Brassavola (1), par la bouche ; Lange (2), par les poumons ; Schenck (3), Benivieni (4), Martin Ruland (5), par l'estomac ; Hollerius (6), par les voies urinaires ; Pierre Foreest (7), Nicolas Pechlin (8), par des ulcères de la jambe, par le cuir chevelu, etc. Il n'est pas nécessaire de multiplier les citations. Le nombre en serait trop considérable.

Dans le courant du XVIIIe siècle et depuis le commencement du XIXe, beaucoup de travaux ont été publiés sur le sujet qui nous occupe. Ces travaux sont en général savants et assez complets ; aussi, aurons-nous à en citer quelques-uns dans le courant de ce travail. Cependant, nous avons constaté chez tous sans exception une lacune regrettable. En relatant les observations de Ménoxénie, les auteurs ne se sont point toujours suffisamment rendus compte du choix de l'hémorrhagie pour tel organe préférablement à un autre (9). Leur attention, il faut le reconnaître, a été toutefois éveillée par ces paroles d'Hippocrate : « *si quæ pars ante morbum laboraverit, ibi morbi sedes erit* », que Galien a rappelées et complétées en ajoutant : *Confluunt autem ac fugantur superflua, semper ad imbecilliores particulas.* » Ils ont attribué aux

(1) Anton. Brassavolus — Expositiones, commentaria et annotat. etc. Basilœ 1541, Comm. ad Aph. 25, lib. 4, Hipp.

(2) Langius — Medicinalium epistolarum miscellanea — Basileœ 1554, Epist. 10, tom. 2.

(3) Schenckius — Observat. med. rarior., libri VII, — Lugduni 1644 — lib. IV, de Menstruis, p. 612.

(4) Benivenius — De abditis nonnullis ac mir. morb. et sanat. causis- Florentiæ 1507, cap. 41.

(5) M. Rulandus — Curationum empiric. et historic. cent. X. Bale 1578, cent. 3, curat 4.

(6) Hollerius (Jacob) In aphoris Hippoc. Comment. Septem. Cologne 1613. de Morbo intern.

(7) Forestus — De cerebri, morbo, obs. 24.

(8) Voir Raymond — Traité des maladies qu'il est dangereux de guérir. Paris 1808, p. 212.

(9) Dans ce travail, nous nous bornerons à rechercher la cause de la déviation sur un organe du corps, et nous renverrons à un autre mémoire encore inédit (*Recherches sur les rapports de l'ovulation et de la menstruation*) pour expliquer la persistance de la menstruation en dehors de l'utérus.

organes atteints de faiblesse ou de maladies évidentes une aptitude spéciale aux fluxions, par suite aux déviations menstruelles. Ils se sont bornés en somme à appliquer à ces dernières les aphorismes d'Hippocrate et de Galien que nous venons de citer. Comment méconnaître ces aphorismes dans cet extrait de Roderic de Castro (1), sur lequel Chirac du Meynial s'appuie dans sa thèse (2), à propos des ménoxénies? *Consueverunt, juxta Rodericum a Castro, debiliores partes semper recipere quœ a fortioribus transmittuntur vel recusantur, unde Mentuanus.*

Sic flumina rursum
Se exonerant, pelagusque onerant, hominum quoque mos est,
Quæ noscumque premunt, aliorum imponere tergo.

Ces faits sont bien connus dans la science, et les observations de déviations par des ulcères, des nœvi, tumeurs, plaies, etc., (3) sont assez nombreuses pour que nous n'ayions pas à les citer ici. Nous nous bornerons à dire que souvent dans les hôpitaux, ou la clientèle civile, nous avons rencontré des cas analogues. Deux plus remarquables méritent d'être signalés. Ce sont les suivants :

Observation I. — Notre première observation a été publiée en mai 1876 dans le *Marseille Médical*. La malade, âgée de 24 ans, était atteinte de déviation par les membres inférieurs sous forme de purpura hémorrhagica. Elle était entrée dans le service pour une ascite dépendant d'une cirrhose du foie. Les veines des membres inférieurs très-développées, n'offraient cependant pas de varices. Ce purpura se produisait régulièrement tous les mois pendant 6 jours, depuis deux ans.

Observation II. — Notre seconde malade eut aussi une déviation par les membres inférieurs, mais sous forme d'hémorrhagie, par une dilatation variqueuse située à la face interne du mem-

(1) Roderic a Castro. —De Universa Mulierum medicina. Hamburgi 1603.
(2) Chirac du Meynial-De fluxu menstruo. Montpellier 1777 p. 7.
(3) Dupuytren, d'après Brierre de Boismont, aurait observé plus de 100 cas de déviations des règles après des opérations chirurgicales.

bre droit, au niveau de l'articulation tibio-tarsienne. C'était une religieuse de 34 ans, lymphatique, dont la santé générale était excellente. Depuis de longues années, elle avait des varices à l'extrémité inférieure des jambes. La menstruation était très-régulière. Nous fûmes étonné d'apprendre que le même fait s'était produit chez elle, quinze années auparavant, également pendant la période menstruelle. Nous pûmes constater que la perte sanguine avait été au moins de 700 grammes. L'hémorrhagie s'était produite en jet, comme dans la saignée, et chose curieuse, nous n'avons pu nous expliquer comment les parois veineuses s'étaient ouvertes. Il n'existait plus, quand nous vîmes la malade quelques heures après l'accident, qu'une ecchymose analogue à celle que produirait une sangsue. La menstruation a depuis repris son cours habituel.

Nous le répétons donc, tous les médecins qui se sont occupés de déviations menstruelles n'ignorent pas que souvent elles se font par des organes malades. Mais quelle cause invoquer quand l'organe atteint est sain du moins en apparence? Ici, leur embarras est visible: aussi dans quelles hypothèses ne se jettent-ils pas pour donner la solution d'un problème qui leur échappe. Nous allons étudier successivement ces diverses opinions, en nous attachant à faire ressortir le côté par lequel elles nous paraissent répréhensibles. Dans cette étude nous omettrons à dessein de parler de certaines théories (de compensation, de métastases, etc.) un peu trop générales et sujettes aux reproches que nous formulions plus haut.

I. — Aran regarde les hémorrhagies que l'on qualifie de règles supplémentaires, ou de déviations menstruelles, comme tout-à-fait indépendantes de la menstruation (1). Brierre de Boismont en fait aussi une affection *sui generis* (2).

Cette opinion qui, en somme, ne repose sur aucun fondement sérieux, est infirmée par deux ordres de faits:

1° Puech pratiquant l'autopsie d'une jeune fille, qui avait

(1) Aran — Leçons cliniques sur les maladies de l'utérus, p. 277.
(2) Mémoires de l'Académie de médecine 1841.

offert pendant sa vie un exemple d'hémorrhagie deviée, reconnut que l'ovulation s'était accomplie comme à l'ordinaire, et qu'une déchirure avait même eu lieu peu de temps auparavant (1).

2° Henry (2), Bonfils (3), Hoffman (4), Gendrin (5), Molinetti (6), etc., ont observé des femmes atteintes de déviations menstruelles devenues enceintes. Pendant le temps de leur grossesse, la déviation s'est suspendue. D'après Raciborski (7) il existerait au moins une vingtaine de cas analogues dans la science.

II. — Freind (8) accuse la pléthore de produire les déviations menstruelles. Jamin (9) et Hertzog (10) en font l'apanage du tempérament sanguin. Ils attribuent néanmoins un certain rôle aux troubles nerveux. Ces idées sont vraies pour quelques cas exceptionnels. Toutefois, si nous en jugeons par nos recherches particulières, la majorité des observations recueillies dans les hôpitaux, la clientèle civile ou les écrits de nos prédécesseurs, leur donnent le plus formel démenti. Et encore, trouvons-nous quelquefois dans les rares faits qui sembleraient les confirmer, des désordres du côté des voies génitales, comme dans l'observation de Courty, rapportée dans Puech (11), où il s'agit d'une jeune fille de 28 ans, atteinte périodiquement de tâches ecchymotiques sur l'abdomen et les membres inférieurs. Le col utérin était imperforé.

(1) Comptes rendus de l'Académie des sciences — séance du 13 avril 1863.
(2) Henry — Journal de Médecine, 1775, t. VII, p. 384.
(3) Bonfils — Journal général de médecine, novembre 1828 et Archives, générales de médecine, t. XIX. 1829, p. 112.
(4) Hoffmann — Œuvres, t. II, p. 207.
(5) Gendrin — Traité philosoph. de médecine pratique, t. II, p. 65.
(6) Cité par S.-G. Berger — Physiologie, ch. XX, p. 252.
(7) Traité de la menstruation. Paris 1868, p. 488.
(8) Freind — Emménologie, Paris 1730, ch. X., p. 168.
(9) Jamin — Thèse citée, p. 16.
(10) Hertzog — Thèse. Strasbourg 16 juin 1813, p. 12.
(11) Puech — De l'Atrésie des voies génitales chez la femme—Paris 1864, ob. XII, p. 50.

III. — Astruc voit dans la délicatesse d'un organe et la ténuité des vaisseaux qui s'y distribuent, la cause des hémorrhagies supplémentaires (1). Scanzoni soutient une opinion analogue. Dans les déviations menstruelles, les hémorrhagies sont toujours occasionnées par une prédisposition résultant d'une anomalie. Celle-ci consiste principalement en une ténuité insolite ou une grande fragilité des vaisseaux (2).

Ce sont là des hypothèses qui éloignent la difficulté sans la résoudre, car on peut leur opposer les objections suivantes : Cette fragilité insolite des vaisseaux est congénitale ou acquise. Dans le premier cas, comment s'expliquer l'absence de déviations à l'époque de la puberté, quand la menstruation se manifeste pour la première fois ? Dans le second cas, si la fragilité des vaisseaux est acquise, c'est qu'elle est le résultat d'une maladie. En effet, « le sang, dit Courty, ne peut se répandre hors des vaisseaux sans que ceux-ci soient rompus, et cette rupture elle-même ne peut se produire sans que la paroi en ait été atteinte par un traumatisme, altérée par une modification histologique, ou distendue au-delà de sa résistance naturelle par l'accumulation anormale du fluide nourricier. Il faut toujours remonter à la cause, qui est une altération vulnérante, organique ou vitale pour atteindre la maladie dont l'écoulement du sang n'est qu'un symptôme (3). »

Cette maladie, cause première de l'hémorrhagie, est le plus souvent aisée à reconnaître, par suite, les altérations produites sous son influence dans un organe siége de l'hémorrhagie, le sont aussi, et cette dernière rentre dans la classe de celle dont nous parlions plus haut. Mais il est des maladies dont la marche insidieuse et latente ne se traduit par aucun autre symptôme apparent qu'une altération des parois vasculaires ou un trouble des vaso-moteurs. On ne peut cependant nier leur existence. La fragilité des vaisseaux n'est alors

(1) Astruc — Maladies des femmes, 1761, t. 1, p. 309.
(2) Voy. Abbal — Th. Montpellier 1864, nº 16, p. 60.
(3) Courty. Dictionn. encyclop. des sc. méd. 1872, 2ᵉ série, tome 7, p. 438, art. Métrorrhagie.

encore qu'un effet d'une cause à laquelle il faut nécessairement remonter. *Sublata causa, tollitur effectus.*

Nous pouvons donc avancer que nous ne croyons pas à une fragilité des vaisseaux comme cause de déviations menstruelles. Remarquons dès à présent un fait important, sur le lieu d'élection des ménoxénies. Bien que ces hémorrhagies puissent se faire par tous les points du corps humain, elle préfèrent en général les tissus riches en petits vaisseaux, normalement ou par exception, comme la peau, les muqueuses (conjonctive, nez, poumons, etc.) ou les tissus glandulaires. Nous verrons plus loin dans quelles conditions une hémorrhagie peut se produire au sein de pareils tissus.

IV. — Raciborski et Lorey se rejettent sur le système nerveux pour expliquer les ménoxénies ou ataxies menstruelles (1).

Le premier les attribue à une perturbation nerveuse, à une congestion nerveuse dans les organes, due à l'orgasme de l'ovulation (2).

Le second en trouve une explication dans l'éréthisme général de tous les vaisseaux sanguins chez la femme à l'époque de ses règles (3).

Nous ne nions pas cette surexcitation du système nerveux et ses relations avec la fonction cataméniale. Mais on doit l'admettre dans certaines limites que nous allons bientôt étudier. Car ces troubles nerveux existant plus ou moins chez toutes les femmes à chaque époque menstruelle, pourquoi toutes ne sont-elles pas périodiquement sujettes à des hémorrhagies supplémentaires ?

Puech semble confirmer le sentiment de Raciborski quand il pose comme conclusion de son travail sur les déviations

(1) Le mot d'ataxie menstruelle n'appartient pas à Raciborski, comme on le croit généralement, bien avant lui, en 1772, Delius (Henri-Frédéric) s'en est servi dans un écrit intitulé: Dissertatio de provide dijudicanda et curanda *ataxia mensium.* — Erlangæ.

(2) De la Menstruation. Paris 1868, p. 484.

(3) Lorey — thèse Paris 1875 n° 23.

menstruelles : toutes les informations bien prises accusent comme antécédents, soit des phénomènes hystériques, soit une sensibilité nerveuse exagérée (1).

Nous regrettons de ne pouvoir partager l'opinion d'un aussi savant confrère, mais nous la trouvons beaucoup trop absolue. En effet, nous étions imbu de ses idées en faisant nos recherches, et cependant il nous a fallu reconnaître dans les observations publiées jusqu'à ce jour que les personnes atteintes de déviations menstruelles étaient loin d'offrir toutes des antécédents nerveux. Nous sommes arrivés à un résultat analogue chez les femmes que nous avons observées.

Nous venons de citer des opinions bien différentes et nous n'en avons adopté aucune, car aucune ne satisfaisait pleinement notre esprit. Que devons-nous donc penser de ces cas de déviations qui ne semblent se rattacher à aucun état morbide apparent ?

A notre avis, ces cas appartiennent à plusieurs catégories bien distinctes partagées en deux classes :

I. — Cas de déviations indépendants de toute diathèse ;

II. — Déviations produites par une influence diathésique mais alors que la diathèse ne s'est encore manifestée par aucun symptôme particulier.

Dans la première classe rentrent quatre catégories :

1° Déviations menstruelles consécutives à une atrésie des voies génitales, qui empêche l'évacuation du liquide sanguin. Les cas d'atrésie se divisent en congénitaux ou accidentels, consécutifs à des accouchements laborieux. Comme le remarque Courty, les atrésies congénitales, ou primitives, sont des imperforations, les atrésies accidentelles sont des oblitérations (2). L'atrésie peut avoir pour siége les points principaux : l'entrée du vagin, le vagin, le col de l'utérus, ou le corps de cet organe. Aux cas d'atrésie peuvent se rattacher ceux d'absence congénitale de l'utérus.

(1) Académie des sciences — Compte-rendu de 1863

(2) Courty — Traité des maladies de l'utérus, Paris 1872, p. 398.

Puech a rencontré les déviations menstruelles 42 fois chez des femmes qui avaient un utérus fœtal ou chez lesquelles il y avait absence congénitale de l'utérus (1). On ne connaît pas d'exemple de déviations à la suite d'atrésie vulvaire ou vaginale. Il n'en est pas de même pour l'atrésie du col utérin, quoique cette atrésie soit une des plus rares; (d'après Puech on n'en compte que 54 cas). Dans l'observation de Courty rapportée plus haut, une opération guérit l'atrésie et avec elle la déviation. Dans un autre fait publié par Puech (2), l'état de la malade ne permit pas de pratiquer l'opération et la déviation subsista toute la vie. D'après le même auteur (3), sur 200 cas de déviations menstruelles on en a signalé 11 où existait une atrésie soit congénitale, soit accidentelle des organes génitaux. Nous sommes persuadés que ce chiffre est au-dessous de la réalité. La plupart des observations que nous avons pu recueillir dans les ouvrages où les journaux négligent de nous renseigner sur l'état des voies génitales. En outre, on voit des cas de rétention menstruelle dans le corps de l'utérus que l'on pourrait rattacher à une atrésie momentanée du col (4). Pourquoi ne pas admettre que ces cas d'atrésie momentanée peuvent s'accompagner d'ataxie menstruelle?

(1) Courty — Maladies de l'utérus, p. 420.

(2) De l'atrésie des voies génitales, etc. Paris 1864 obs XIII, p. 53.

(3) Puech —Comptes-rendus de l'Académie des sciences. 13 avril 1863.

(4) A une époque cataméniale par suite de l'obstruction du museau de tanche, l'hémorrhagie semble faire défaut à l'extérieur, mais elle se produit néanmoins comme de coutume par les voies habituelles et il y a rétention. Le sang s'accumule pendant un, deux ou trois mois et distend la cavité de l'utérus. Il existe en général aussi certains troubles généraux qui peuvent faire croire à un commencement de grossesse. Tout à coup on observe à une période, une hémorrhagie plus ou moins considérable avec expulsion de caillots organisés que l'on confond avec le produit de la Conception. Il n'en est rien pourtant. A différentes reprises chez une même personne nous avons eu des exemples de ce que nous avançons.

G. Bernutz et E. Goupil, parlant de la rétention du flux menstruel (clinique médicale sur les maladies des femmes 1860, t. 1), ont admis 2 espèces d'atrésie momentanée du col. 1° par l'interposition dans cet organe d'une production accidentelle ; 2° par sa contraction spasmodique.

2° Les déviations menstruelles, dans d'autres cas, ont pour lieu d'élection certains organes dans des conditions particulières. L'hémorrhagie cataméniale se fait par les seins, quelquefois lorsque la menstruation se rétablit chez une femme qui allaite son enfant. Il est aisé d'en trouver la raison dans le développement plus considérable de la circulation dans ces organes. Cette vascularisation jointe à la sympathie que l'on sait relier les glandes mammaires aux organes génitaux, nous l'expliquent suffisamment. Amatus Lusitanus en rapporte deux exemples (1). On peut invoquer les mêmes causes, pour les femmes qui ont eu de nombreux enfants. Rien d'étonnant de voir survenir chez elles des déviations par les seins, comme dans l'observation de Roberto Sava (2).

3° Déviations suites d'affections déjà guéries, mais qui ont existé quelques jours avant l'apparition des règles. Ces déviations sont les plus nombreuses. Avec un peu d'attention, on voit qu'elles se manifestent toujours dans des circonstances à peu près identiques. Les malades atteintes sont des personnes nerveuses, de constitution en général soit moyenne, soit débile, sous l'impression de fatigue générale momentanée. La déviation a lieu par un organe guéri depuis peu d'une affection sans importance dont la malade s'est à peine préoccupée. Sans le mauvais état où se trouve momentanément le sujet atteint, cette affection n'eût exercé aucune influence sur la fonction cataméniale. C'est ainsi qu'on rencontrera des déviations menstruelles par le nez, les poumons, l'estomac, l'intestin, etc. sous la dépendance d'un peu de coryza, d'une bronchite légère, d'une indigestion, ou d'une diarrhée passagère etc., accidents arrivés peu de jours avant. Il y a quelques mois, nous fûmes consulté en ville par une jeune fille de 21 ans, dont le sein gauche était le siége d'une déviation, sous forme d'hémorrhagie intra-mammaire, survenue peu de temps après un coup violent reçu sur cet organe. Cette hémor-

(1) Amatus Lusitanus — Curat medic. cent. II, p. 487.
(2) Roberto Sava — Lo Sperimento. Juglio-Agosto 1861.

rhagie se reproduisait à l'époque menstruelle, quand l'état général était en moins bonnes conditions.

4° En dehors de toute cause, ou par suite d'une impression morale, le système nerveux produit lui aussi des déviations menstruelles. Raciborski a publié (1) des exemples d'aménorrhée de cause psychique. Il est donc très rationnel d'admettre que si les troubles nerveux, suites d'une vive impression morale, peuvent suspendre le flux menstruel, ils peuvent aussi le dévier sur un autre organe. Il n'y a toujours qu'une action reflexe sur le grand sympathique, dont les résultats sont variables suivant le plus ou moins d'intensité. Est-ce cette raison qui a conduit Cullen, Pinel et d'autres encore à considérer la déviation menstruelle comme une espèce d'aménorrhée ? Ils ont eu le tort de vouloir ériger comme loi générale un certain nombre de faits particuliers. L'influence du système nerveux sur la production des déviations menstruelles doit surtout être invoquée pour les personnes d'une sensibilité nerveuse exagérée. Dans nos observations nous trouvons cette cause manifestement notée cinq fois. Nous ne parlons pas des cas douteux, où elle paraîtrait discutable. Dans ces observations, l'hémorrhagie s'est produite par l'un des organes suivants ; poumon, estomac ou sein. Chez les hystériques sujettes à des troubles presque perpétuels du système nerveux, il n'est pas nécessaire d'accuser les impressions morales. La même cause qui produit à la suite des accès, des paralysies, des plaques cutanés d'anesthésie ou d'hyperesthésie, etc. est capable de produire également des troubles du côté des centres vaso-moteurs assez intenses pour dévier le flux cataménial vers la peau ou un organe quelconque. Beaucoup de sueurs de sang n'ont pas d'autre origine. Bonfils en a rapporté un cas intéressant, chez une fille publique de 21 ans, hystérique. L'hémorrhagie avait lieu par la peau de l'aisselle gauche et le mamelon correspondant (2).

(1) Archives générales de médecine, 1865, nº de mars.

(2) Bonfils — Journal général de médecine, novembre 1828, et Archives générales de médecine, t. XIX. 1829, p. 112.

II. — Dans notre seconde classe nous avons rangé les déviations menstruelles produites par une influence diathésique, alors que la diathèse ne s'est encore manifestée par aucun symptôme particulier.

Au premier abord, ce que nous avançons paraît peu rationnel. Mais examinons les données que nous fournit l'expérience clinique.

Frank (1), Gardien (2), Stahl (3), et après eux Jamin (4), Hertzog (5), Caunes (6), et tous ceux qui se sont occupés de ménoxénies, ont remarqué l'influence exercée par l'âge sur la direction des mouvements fluxionnaires. A l'époque de la puberté, et pendant les premières années suivantes, les fluxions ou congestions ont une prédilection marquée pour les voies respiratoires. Plus tard, à mesure qu'on se rapproche de la ménopause, elles préfèrent les viscères abdominaux, estomac, intestins ou tissus environnants, et les seins.

Si nous examinons, d'autre part, la fréquence des affections morbides chez la femme, aux différentes époques de sa vie menstruelle, nous voyons prédominer de 15 à 35 ans la tuberculose pulmonaire et de 35 à 50 ans les dégénérescences cancéreuses (7). Ces dernières, ayant pour siéges principaux l'utérus, l'estomac, les seins et le rectum.

Que nous apprend d'un autre côté la statistique des déviations menstruelles?

Sur 200 cas relevés par Puech dans divers auteurs, nous notons que l'exhalation sanguine a eu lieu :

(1) Frank — Traité de médecine pratique, t. I.
(2) Gardien — Traité des accouchements, t. I. — 1807.
(3) Stahl — De mensium viis insolitis — Hallœ 1762.
(4) Jamin — Thèse de Strasbourg 1809, p. 16.
(5) Hertzog — Thèse de Strasbourg 1813, p. 12.
(6) Caunes — Thèse de Montpellier 1863, p. 12.
(7) Pour ne parler que de l'utérus, d'après la statistique de Boivin et Dugès, Lebert, Scanzoni, C. West et Luys, sur 1188 cas de cancer utérins, on en rencontre 134 cas avant 30 ans ; 320 de 30 à 40 ans ; 531 cas de 40 à 50 ans et 103 cas de 50 à 80 ans.

Par la muqueuse stomacale...........	32 fois.
Par les mammelles.....................	25 fois.
Par la muqueuse bronchique............	24 fois.
Par la muqueuse nasale................	18 fois.
Par les membres inférieurs.............	13 fois.
Par les yeux...........................	10 fois.
Par le tronc, les aisselles, le dos.........	10 fois.
Par les alvéoles dentaires...............	10 fois.
Par la muqueuse des voies urinaires.....	8 fois.
Par les mains et les doigts.............	7 fois.
Par le cuir chevelu......................	6 fois.
Par le conduit auditif...................	6 fois.
Par l'ombilic...........................	5 fois.
Par la bouche...........................	4 fois.
Par les joues...........................	3 fois.
Par des régions multiples...............	8 fois (1).

Nos observations personnelles, ou extraites de divers auteurs ont porté seulement sur 118 femmes. L'exhalation sanguine s'est produite.

Par la muqueuse pulmonaire.............	23 fois.
Par la muqueuse stomacale..............	17 fois.
Par les mammelles......................	16 fois.
Par les membres inférieurs..............	13 fois.
Par la muqueuse nasale..................	8 fois.
Par le tronc, aisselle, dos...............	5 fois.
Par la muqueuse urinaire................	5 fois.
Par les gencives, la bouche..............	5 fois.
Par les yeux............................	4 fois.
Par l'ombilic............................	4 fois.
Par le conduit auditif...................	3 fois.
Par la face..............................	3 fois.
Par les alvéoles dentaires...............	2 fois.
Par l'intestin, l'anus....................	2 fois.
Par le cuir chevelu......................	2 fois.
Par tout le corps ou des régions multiples.	5 fois.

Sur ces 118 femmes, quelques-unes n'ont pas toujours eu des déviations par les mêmes organes.

(1) Puech — Comptes-rendus de l'Académie des sciences, séance du 13 avril 1863.

Remarquons maintenant l'âge moyen fourni par nos observations.

Nous trouvons 27 ans pour la déviation pulmonaire, c'est à peu près celui de la tuberculose ; 34 ans pour la déviation par les mammelles, et 38 pour la déviation par l'estomac. 34 ans, 38 ans ne sont-ce pas là de tristes époques où se manifestent bien souvent les affections cancéreuses. Nous n'ignorons pas que l'on nous adressera une objection. Après tout, à 34, 38 ans on ne rencontre pas exclusivement des affections cancéreuses du sein ou de l'estomac. Nous repondrons qu'il est rare de trouver d'autres affections du sein à 34 ans (exceptées celles qui pourraient être causées par l'allaitement) et que pour l'estomac, de légers troubles gastriques, et même de véritables ulcères d'après Brinton (1), ne donnent jamais lieu à des déviations menstruelles par cet organe.

N'est-il donc pas rationnel d'établir un rapport entre les différents ordres de phénomènes que nous venons de signaler ?

Basant nos idées théoriques sur ces faits cliniques, nous nous sommes demandé si l'on ne devait pas attribuer à la tuberculose pulmonaire, ou aux cancers du sein et de l'estomac, un certain nombre de ces hémoptysies, de ces hémorrhagies mammaires, ou de ces hématemèses menstruelles. Il n'y a pas à discuter, nous le répétons, pour les faits où l'affection se traduit par des symptômes évidents. Mais dans les cas où, par suite de l'absence de tout symptôme aucune maladie ne semble exister, où évidemment la personne atteinte ne peut rentrer dans aucune des catégories décrites ci-dessus, quelle opinion le médecin doit-il embrasser ? Mettra-t-il, quand même, la déviation menstruelle sur le compte du système nerveux ; comme autrefois on traitait sans examen, d'amaurose, de cécité ou surdité nerveuse, tous les troubles du fond de l'œil ou de l'oreille interne ? Notre

(1) Brinton — Maladies de l'estomac, Paris 1870, p. 168.

intelligence accepterait plus facilement, d'après les données scientifiques, l'existence d'une diathèse, dans une période d'incubation à durée variable, exerçant toutefois assez d'influence pour détourner le flux menstruel de l'utérus sur l'organe où plus tard elle devra se manifester. Au sein de cet organe est enseveli le germe morbide qui, n'étant pas encore assez développé pour se traduire par des symptômes extérieurs, échappe à tous regards, et exerce cependant une action très-considérable sur une fonction aussi délicate que la fonction cataméniale.

Nous croyons donc que la prudence recommande au médecin de soupçonner l'influence diathésique du tubercule ou du cancer, quand il se trouve en présence de déviations menstruelles, répétées par les poumons, les seins ou l'estomac, bien que cette répétition ne soit pas indispensable. Il y a là un germe d'une maladie incurable, qu'il faut étouffer avant tout, en entravant son développement ; car ce germe ne se développe que dans des conditions déterminées. Son développement peut même être complètement arrêté. Nous donnerons à l'appui de cette idée, une observation de Trastour (1). Il s'agit d'une femme mariée, âgée de 35 ans, de *santé généralement bonne*, qui eut une hémoptysie coïncidant avec la période menstruelle. La malade rejeta avec le sang, une *matière crétacée qui autorisait à penser à un travail tuberculeux ancien*. Il n'y eut pas de récidive, un traitement approprié réussit.

Évidemment cette femme était tuberculeuse quoique elle n'eût aucun symptôme diathésique. La déviation était le résultat du travail morbide dans les poumons, et a disparu avec ce dernier quand les conditions générales de la malade se sont améliorées.

Mais il n'en est malheureusement pas toujours ainsi comme le prouve l'observation suivante de Jaccoud (2).

(1) Trastour — Des hémorrhagies congestionnelles — Paris 1872.

(2) Jaccoud — Leçons de clinique médicale à l'hôpital Lariboisière — Paris 1874, p. 330.

Observation III. — Chez une jeune fille de 22 ans, dont la menstruation avait toujours été difficile, mais régulière, les règles se suppriment sans autre cause appréciable qu'une forte émotion morale. A l'époque suivante, la suppression persiste ; le mois d'après, il n'y a pas non plus d'hémorrhagie utérine, mais il survient une hémoptysie qui dure deux jours et demi à trois jours. Cette personne n'avait jamais eue de crachement de sang et bien qu'elle fût de constitution débile, elle n'avait pas souffert de la poitrine ; du reste il était facile de constater l'intégrité parfaite des poumons une fois l'hémoptysie terminée. Les choses vont ainsi pendant sept mois, l'hémorrhagie bronchique remplaçant avec précision l'écoulement menstruel et la santé restant parfaite dans l'intervalle, à l'exception d'une fatigue qui allait croissant de mois en mois, bien que la quantité de sang perdue chaque fois par les bronches fut loin d'égaler celle que soustrait une menstruation normale. Mais il convient de noter que chaque hémorrhagie était précédé pendant un jour ou deux des symptômes caractéristiques de la fluxion. Au huitième mois, l'hémoptysie sans être plus abondante ne s'arrête pas aussi franchement que les autres, et quelques jours plus tard, il faut bien reconnaître quelle a laissé à sa suite un catarrhe des sommets. Il n'y eut plus d'autre hémorrhagie ni par l'utérus, ni par les bronches. En quelques mois, la broncho-pneumonie a creusé les deux poumons de cavernes, et a tué cette malheureuse fille.

Cette observation démontre, malgré l'opinion des auteurs classiques et Graves en particulier (1), qu'il ne faut pas toujours attacher un pronostic bénin aux déviations mentruelles.

Avec Stahl (2), Gardien (3), Jacquemier (4), Beauchamp (5) etc., et contrairement à l'opinion de Desormeaux et Dubois (6), nous admettons qu'il peut y avoir déviation menstruelle par un organe, sans hémorrhagie, c'est-à-dire que nous considé-

(1) Graves — Clinique médicale, trad Jaccoud, art. Hémoptysie, t. II., p. 212.

(2) Stahl — Dissertatio de Mensium insolitis viis — Hallœ 1762.

(3) Gardien — Traité des accouchements, 1807, t. I., p. 247.

(4) Jacquemier — Manuel des acccouchements pour 1846, t. I., p. 158.

(5) Beauchamp — Thèse de Strasbourg, 1864, n° 723, p. 12.

(6) Dictionnaire en 30 volumes, art. Menstruation.

rons certaines congestions pendant la période cataméniale comme une déviation du flux utérin. C'est dans ces états congestifs qu'il faut faire rentrer les cas de tubercules guéris par le rétablissement de l'hémorrhagie utérine, guérisons rapportées par Lisfranc (1), Brierre de Boismont (2) ou d'anciens auteurs. Les déviations par congestion ou par hémorrhagie ne diffèrent que par leur degré d'intensité. Cette manière de voir agrandit singulièrement le domaine des déviations et permet de leur rattacher certains états nevropathiques, hysterie, chorée, épilepsie etc. revenant à période fixe, dépendant de congestions des centres nerveux.

L'observation suivante de MM. Muynck et Kluyskens (3), offre un grand intérêt car elle nous montre que la déviation peut se manifester plusieurs années avant la diathèse.

Observation IV. — Madame X...., mère d'un confrère, douée d'une constitution sanguine, a eu trois enfants et a joui pendant 40 ans d'une excellente santé. A cet âge la menstruation devenait moins abondante. Madame X.. commence à ressentir des douleurs vagues dans les extrémités inférieures et supérieures, avec sentiment de fatigue et d'oppression. Cet état dura pendant deux ans sans frapper l'attention. Alors ces symptômes augmentèrent, et elle fut prise de temps à autre d'accès d'asthme, qui avaient surtout lieu à l'approche de ses règles, qui étaient chaque fois accompagnées d'un gonflement du sein gauche, avec prurit insupportable autour du mamelon gauche, sans que l'autre en éprouvât rien de semblable. Cependant le gonflement du sein augmenta sensiblement et bientôt présenta des veines très saillantes et le mamelon dans un état d'éréthisme, entouré d'une auréole d'un rouge violet.

Les règles devenaient de plus en plus rares, et les accès d'asthme plus fréquents et plus intenses, et résistaient à tous les moyens employés. Un jour il s'écoule de son sein gonflé une certaine quantité de sang rouge pâle, goutte à goutte, représentant de 90 à 120 grammes. Elle avait alors 52 ans, les règles avaient entièrement cessé.

(1) Lisfranc — Clinique chirurgicale, t. II., p 438.
(2) Brierre de Boismont — Loc. cit.
(3) De Muynck et Kluyskens— In Gazette médicale de Paris 1844, p. 596.

Cette hémorrhagie lui procura un soulagement marqué sous le point de vue des accidents de l'asthme et du sein qui, après cette évacuation, revint à son volume et à son teint naturel. Depuis cette époque, un état d'orgasme se manifestait à peu près périodiquement dans ce sein, comme on l'observe dans la matrice à la veille de l'apparition des règles. L'écoulement sanguin suivait, et lorsqu'il n'était pas assez abondant, les accès d'asthme reprenaient avec intensité.

Elle vécut ainsi, avec ce flux menstruel singulier, pendant 5 ans et demi, époque à laquelle se déclara dans le sein une tumeur squirrheuse qui passa bientôt à l'état cancéreux, et elle succomba à l'âge de 58 ans.

Nous avons nous-même observé en 1876, pendant notre internat à l'hôpital de la Conception, un cas de cancer de l'estomac, chez une femme atteinte d'hématémèse menstruelle. Nous l'avions diagnostiqué longtemps avant qu'il y eut aucun symptôme, sans autre raison que les arguments déjà exposés. Voici cette observation :

Observation V. — A notre entrée en service, à l'époque du changement semestriel, nous trouvâmes, salle Sainte-Berthe, lit n° 12, une femme de 45 ans atteinte de pleurésie du côté gauche, en voie de guérison. L'état général était bon ; mais la menstruation avait cessé sans cause connue. Puis apparurent des déviations menstruelles sous forme d'hématémèses, qui se suspendirent à plusieurs reprises, pour réapparaître plus tard, et enfin se suspendre définitivement. Ces hématémèses avaient lieu environ tous les 25 jours. Soupçonnant, si nos idées étaient fondées, l'existence d'un cancer de l'estomac, nous portâmes surtout notre attention de ce côté. Nous ne pûmes découvrir aucun symptôme particulier, aucune autre altération qu'un peu de dyspepsie. Les symptômes propres au cancer ne se manifestèrent que plusieurs mois après ; ils devinrent alors évidents. Nous pûmes, pour ainsi dire, suivre pas à pas les progrès de l'affection jusqu'au dernier moment. L'autopsie confirma notre diagnostic. Il y avait une tumeur encephaloïde dans la grande courbure de l'estomac. Nous avions pu observer cette femme huit mois ; et elle ne nous avait présenté que cinq mois environ les symptômes du cancer stomacal.

Nous ne terminerons pas ce travail sans dire un mot du rôle du système nerveux dans la pathogénie des déviations menstruelles. Évidemment, ce rôle est des plus importants. Mais, comme les troubles du système nerveux n'interviennent pas toujours de la même manière. Nous essaierons de les étudier d'abord en général, puis par catégorie.

La physiologie a nettement défini la dépendance absolue des organes génitaux urinaires, par rapport au système encéphalo-médullaire. On n'ignore pas que certaines maladies nerveuses ont pour origine ou pour résultat des altérations fonctionnelles du sens génital. D'un autre côté, on sait que la période menstruelle est une époque particulière, où les organes de la génération tiennent plus ou moins tout l'organisme dans une sorte de servitude, et amènent quelquefois des troubles spéciaux. Or, quelle difficulté aurons-nous à admettre avec Vulpian, pour la fonction menstruelle (1), que « son arrêt brusque ou sa suppression complète détermine un état de souffrance dans les parties vaso-motrices des centres nerveux qui président à cette fonction. Cet état de souffrance se transmet bientôt à d'autres parties vaso-motrices centrales, ou même à l'ensemble des centres vaso-moteurs. » Peu nous importe de savoir si, pour l'organe atteint plus spécialement par ces troubles des vaso-moteurs, il y aura, par suite de cette action, *hypérémie fonctionnelle*, plutôt que *hypérémie névro-paralytique*. Nous devons simplement constater une hypérémie résultant des troubles des centres vaso-moteurs.

La théorie que nous venons d'exposer suffit pour nous rendre compte des ménoxénies d'une façon générale. Mais comment s'expliquer que les déviations menstruelles aient des lieux d'élection et puissent dépendre de certaines conditions particulières ?

Voyons d'abord pourquoi la déviation choisira un organe malade de préférence à un organe sain. *Ubi morbus, ibi fluxus*

(1) Nous disons à dessein fonction menstruelle, car, malgré le sentiment de Raciborski, nous persistons à reconnaître à la menstruation un rôle particulier indépendant de ses relations avec l'ovulation.

a dit Hippocrate, qui s'est borné à constater la relation que nous cherchons. Comment se produit cette congestion d'origine morbide ? par un mécanisme assez facile à saisir, qui nous fournira la cause de la déviation. La maladie qui atteint un organe, exerce une action spéciale sur son appareil d'innervation. Or, de même qu'une excitation des fibres sensitives pourra amener, par action reflexe, une excitation des fibres motrices, de même, une excitation spéciale, se rattachant à la maladie, agira sur le grand sympathique, en produisant de l'hypérémie, par suite de l'excitation des vaso-moteurs. Cette excitation spéciale et permanente ne sera-t-elle pas considérablement accrue à l'époque menstruelle ? Comment donc refuser, dans de telles conditions, à un organe d'être le siége de déviations menstruelles ? D'abord, il y aura hypérémie, résultant de la distension des parois vasculaires ; puis, par suite de cette distension, si elle n'est limitée, rupture des parois vasculaires, et extravasation sanguine. L'hémorrhagie s'étant ainsi produite en dehors de l'utérus, ne se fera pas par cet orgaue. Ne voit-on pas bien souvent, en effet, une hémorrhagie accidentelle, survenue au moment des règles, entraver ou empêcher leur apparition ?

L'interprétation que nous croyons devoir donner pour un organe atteint d'une maladie évidente, peut lui être appliquée quand il est le siége d'un travail physiologique, qui le place dans des conditions particulières, ou encore si cet organe est prédisposé à certaines affections pour ainsi dire périodiques, comme la conjonctive chez bon nombre de personnes lymphatiques. On peut aussi faire rentrer dans cette catégorie les organes sur lesquels doit se localiser plus tard une affection diathésique. Disons, à propos de ces dernières, que, par suite de l'insuffisance de nos moyens d'investigation, nous méconnaissons quelquefois leur existence.

Nous avons parlé plus haut des déviations d'origine purement nerveuse, nous n'y reviendrons pas.

Quant aux déviations dépendant d'une impression morbide récente, nous remarquerons que le travail physiologique de la menstruation n'est pas instantané et par conséquent permet à une affection qui précède de quelques jours les règles, d'exercer une influence considérable sur lui.

Conclusions. — 1° Les déviations menstruelles peuvent survenir chez toutes les femmes ;

2° La déviation se rattache toujours à une cause que l'on doit rechercher. Son pronostic est variable, suivant son origine ;

3° Quand il y a atrésie des organes génitaux ou arrêt de développement de l'utérus, la déviation pourra se faire par un organe quelconque ;

4° En dehors de ces cas, la déviation aura pour siéges principaux :

a. — Un organe malade.

b. — Un organe guéri depuis peu d'une maladie.

c. — Un organe qui est le siége d'un travail physiologique intense, mais non permanent ;

5° Chez les personnes hystériques ou d'une sensibilité nerveuse exagérée, la déviation n'aura pas de lieu d'élection particulier.

6° Quand la déviation se fera sans raison apparente, par le poumon, le sein ou l'estomac, on devra redouter une affection diathésique ;

7° La déviation doit être, en général, considérée comme un état morbide et nécessite l'intervention médicale et un traitement local ou général.

Les idées que nous venons d'émettre sont en désaccord avec celles de la plupart de nos auteurs classiques. Nous n'avons pas un très-grand nombre d'observations pour les soutenir. Nous les croyons cependant assez importantes pour être signalées à l'attention de nos confrères. Espérons qu'ils grossiront le nombre de faits à leur appui.

MARSEILLE — TYP. ET LITH. BARLATIER-FEISSAT PÈRE ET FILS.

MARSEILLE — TYP. ET LITH. BARLATIER-FEISSAT PÈRE ET FILS.

www.ingramcontent.com/pod-product-compliance
Lightning Source LLC
LaVergne TN
LVHW021529140926
848035LV00047B/1270